AF403696

NOUVEL INSTRUMENT

POUR L'OPÉRATION DE LA FISTULE LACRYMALE

———

Te 69 258

NOUVEL INSTRUMENT

POUR L'OPÉRATION

DE LA

FISTULE LACRYMALE

AVEC

RECHERCHES ANATOMIQUES ET CONSIDÉRATIONS

PHYSIOLOGIQUES ;

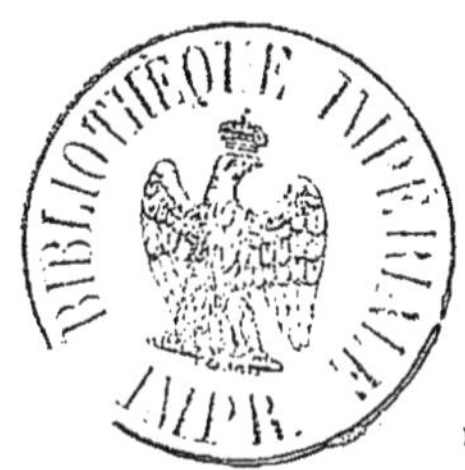

PAR

M. LE Dr FOLTZ,

PROFESSEUR A L'ÉCOLE DE MÉDECINE DE LYON.

———

Lu à la Société impériale de médecine de Lyon,
(séance du 23 janvier 1860).

———ooo———

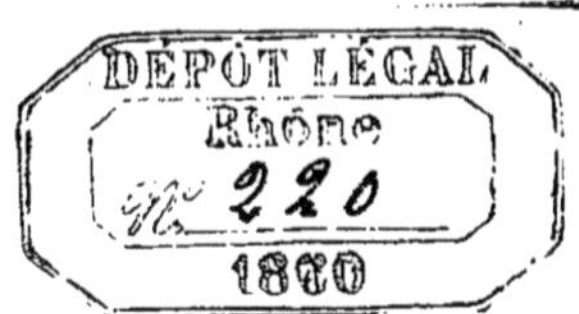
DÉPÔT LÉGAL
Rhône
N° 220
1860

LYON
IMPRIMERIE D'AIMÉ VINGTRINIER
QUAI SAINT-ANTOINE, 35
1860

NOUVEL INSTRUMENT

POUR L'OPÉRATION DE LA

FISTULE LACRYMALE

Lorsque la tumeur ou la fistule lacrymale a résisté aux moyens ordinaires de traitement, et que la dilatation n'a pu rendre au canal nasal sa perméabilité, il ne reste au praticien d'autre ressource que la création d'un canal artificiel ou l'oblitération de la voie naturelle d'écoulement des larmes.

Sans discuter ici la valeur relative de ces deux méthodes de traitement contre une affection aussi rebelle, on peut dire que les chirurgiens donneraient unanimement la préférence à la création d'une voie artificielle, s'ils connaissaient pour l'obtenir un procédé facile, prompt, et toujours sûr de laisser un résultat permanent.

« Si la dilatation, disent MM. Denonvilliers et Gosselin, dans le Compendium de chirurgie, vient à échouer, ou si l'obstacle ne peut être franchi, si surtout le rétrécissement tient à la déformation des parois osseuses, soit par une exostose, soit par une fracture, il n'y a plus lieu de tenter le rétablissement des voies naturelles et l'on est autorisé soit à perforer l'os unguis, afin d'ouvrir aux liquides une voie artificielle, soit à fermer aux larmes leur voie d'écoulement naturelle , c'est-à-dire à pratiquer la cautérisation du sac lacrymal. Il est bon toutefois de savoir que cette dernière opération n'est pas exempte de danger »

Mackenzie dit : « Lorsque tous les autres moyens ont échoué, il reste à tenter la perforation de l'os unguis. »

La méthode subsiste donc ; mais les procédés et les instruments sont défectueux.

M. Velpeau, dans son *Traité de médecine opératoire*, termine le chapitre sur les procédés pour l'établissement d'un nouveau canal, en disant : « Qu'il est permis plus que jamais de se livrer encore à de nouveaux essais. »

Il serait superflu de raconter ici l'histoire de la perforation de l'os unguis et de passer en revue tous les procédés et instruments que la nécessité et le raisonnement ont conduit une foule de chirurgiens à imaginer. Je me bornerai à rappeler que l'emporte-pièce de Hunter, bien qu'il n'eût pas été appliqué sur le vivant par son auteur, est devenu le point de départ d'instruments ingénieux destinés à réaliser d'une manière efficace et permanente la perforation de la mince cloison qui sépare la gouttière lacrymale du méat moyen.

Parmi les praticiens qui ont marché sur les traces de l'illustre Anglais , je dois citer les noms distingués de plusieurs chirurgiens lyonnais, Rougier, Janson, Montain, Reybard. M. Desgranges a imaginé aussi un procédé et un instrument pour cette perforation. Il faut citer encore Talrich , M. Demarquay, etc.

D'une manière générale on peut reprocher à la plupart des instruments imaginés jusqu'ici dans le but avoué d'agir comme emporte-pièce, de n'être en réalité que de simples perforateurs , et par conséquent de manquer le but de la méthode.

Toutefois , tant de travaux, qui ont approché du but sans l'atteindre, sont pour moi un sûr garant que la méthode de Hunter n'est pas seulement une idée séduisante, mais encore une idée vraie qui doit être tôt ou tard réalisée.

C'est donc avec une certaine appréhension, mais non pas sans confiance que nous venons, après tant d'hommes éminents, proposer un instrument nouveau pour la perforation de l'os unguis ou plutôt de la gouttière lacrymale. L'expérience décidera si nous avons atteint le but.

Lorsqu'on examine avec attention la paroi externe des fosses nasales, sur une pièce privée des parties molles, on est frappé d'une disposition du cornet moyen que les anatomistes n'ont pas signalée d'une manière explicite.

En effet, le cornet moyen, au lieu de s'avancer comme le cornet inférieur jusqu'à l'orifice antérieur des fosses nasales, est brusquement interrompu et comme tronqué à deux centimètres en arrière de ce bord : disposition qui lui donne, au lieu de la forme en fuseau de son congénère, la forme d'un triangle dont le sommet est dirigé en arrière et la base en avant.

Cette disposition en entraîne une autre non moins remarquable, dans le méat moyen. Celui-ci, après un trajet horizontal le long du bord inférieur du cornet, change tout-à-coup de direction et devient vertical le long de son bord antérieur. De là deux portions dans le méat moyen : l'une *horizontale* bien connue, l'autre *verticale*, non décrite et sur laquelle nous reviendrons.

Le méat moyen se continue en avant avec une surface légèrement concave qui, allant jusqu'à l'orifice antérieur des fosses nasales, mériterait le nom de *vestibule* du méat moyen, que nous proposons de lui donner.

La partie du méat dont nous avons signalé la direction verticale doit attirer toute notre attention, à cause des nombreux objets qu'elle va nous présenter et des rapports qu'elle affecte avec la gouttière lacrymale. Elle se présente à nous sous la forme d'une petite niche creusée dans la paroi externe des fosses nasales, limitée en arrière par le cornet moyen ; en avant et un peu en dehors, par l'apophyse montante du maxillaire supérieur ; en haut, par une arcade osseuse fort régulière qui joint le cornet moyen à l'apophyse. Au fond de la niche, on aperçoit l'os unguis mince et transparent, ou plutôt sa partie antérieure qui est aussi sa partie lacrymale. En avant de l'unguis, on remarque la lèvre interne de la gouttière de l'apophyse montante du sus-maxillaire, lame mince, dont le bord s'articule avec l'unguis, et dont les faces regardent l'une en dedans du côté des fosses nasales, l'autre en dehors du côté de la gouttière lacrymale qu'elle concourt à former. En arrière, il existe une autre lame fort remarquable qui complète la niche du méat moyen dont nous parlons, et qui a reçu le nom d'apophyse *unciforme* de l'ethmoïde, à cause de sa forme recourbée. Indiquée brièvement dans les traités d'anatomie, cette apophyse acquiert une certaine importance au point de vue chirurgical où nous nous plaçons, et mérite une description particulière en raison des rapports qu'elle affecte avec l'os unguis et la portion antérieure du méat moyen. C'est une lame recourbée qui naît des faces inférieure et interne des cellules antérieures de l'ethmoïde, au niveau du point d'émergence du cornet moyen, se déroule comme une zone, en bas et en arrière parallèlement à ce cornet et se termine par des languettes qui s'articulent en bas avec le cornet inférieur, en haut avec la face inférieure de l'ethmoïde et la voute du sinus maxillaire. Sa face externe, un peu convexe, ferme en dedans les cellules ethmoïdales que l'os unguis recouvre en dehors; plus bas cette face répond au sinus maxillaire dont elle paraît surtout destinée à rétrécir la large ouverture. Sa face interne, légèrement concave, répond à la partie antérieure ou verticale du méat moyen, et à celle qui est enfoncée sous le cornet. Son bord postérieur concave et libre, décrit près d'une demi-circonférence assez régulière, en concourant à former la rainure de l'infundibulum. Son bord antérieur, qu'il nous importe surtout de connaître, est convexe et dentelé, et s'avance plus ou moins sur la face interne de l'os unguis dont il laisse ordinairement à découvert, ainsi

que nous l'avons dit , la partie antérieure et inférieure ,
c'est-à-dire celle qui correspond au tiers inférieur de la
gouttière lacrymale et à l'origine du canal nasal. Mais ce
bord présente de nombreuses variétés individuelles , qui
changent les rapports de l'apophyse unciforme avec l'os
unguis et sur lesquelles nous devons appeler l'attention.
En effet, les dentelures dont il est festonné se prolongent
chez certains sujets par de petites languettes qui gagnent
l'apophyse montante du sus-maxillaire et le cornet inférieur avec lesquels elles s'articulent. Chez d'autres , et
notamment chez les sujets âgés, le bord antérieur s'avance
tellement que l'apophyse unciforme recouvre l'os unguis
dans sa totalité et vient s'articuler dans toute l'étendue
de ce bord avec la lèvre interne de la gouttière du sus-
maxillaire et le bord supérieur du cornet inférieur. Dans
ces cas, le méat moyen n'est plus séparé de la gouttière
lacrymale par le seul os unguis, mais par deux lamelles
osseuses adossées , l'unguis en dehors, l'apophyse unciforme en dedans, interceptant entre elles des cellules qui
ne sont que la prolongation des cellules antérieures de
l'ethmoïde. Ces cellules sont larges en haut et en arrière,
où les deux lamelles sont écartées de cinq à six millimètres, très-étroites en bas et en avant, où les deux lamelles
se rapprochent jusqu'au contact , en s'articulant avec
l'apophyse montante du maxillaire et celle du cornet
inférieur.

Cette description un peu longue , mais faite sur des
pièces nombreuses déposées dans les collections de l'École,
est justifiée par le jour qu'elle jettera sur la question chi-
rurgicale, comme nous le verrons plus loin.

Si nous portons maintenant nos regards sur la paroi
externe des fosses nasales , encore garnie des parties
molles , nous retrouvons les mêmes reliefs et les mêmes
enfoncements que sur la pièce sèche, le cornet moyen
avec sa forme triangulaire, le méat moyen avec la petite
niche de sa portion verticale, enfin la surface concave du
vestibule. La membrane muqueuse qui tapisse toutes ces

parties n'en altère en rien la forme et les rapports généraux.

De ces considérations anatomiques, nous pouvons tirer plusieurs conséquences importantes.

La première est la facilité généralement peu connue avec laquelle un instrument droit peut arriver directement dans la portion verticale du méat moyen, c'est-à-dire au point correspondant à la gouttière lacrymale, et y fournir un point d'appui solide. A force de répéter que la plaque de corne que Hunter avait imaginée pour servir de support à son emporte-pièce est impossible à appliquer, ce qui est inexact, on s'est éloigné généralement de l'idée de chercher ce point d'appui par les fosses nasales. Cependant une tige droite parvient sans obstacle jusqu'au bord antérieur du cornet moyen, et même dans la partie antérieure du méat, n'ayant à traverser que les narines et la concavité que nous appelons vestibule du méat moyen. Le chemin à parcourir du bord de la narine au cornet est de 4 centimètres en moyenne et peut facilement être réduit à moins de 3 par le refoulement des parties molles du nez. A l'extérieur, la distance de la narine au grand angle de l'œil est de 4 à 5 centimètres, réductible à 3 et au-dessous, par le refoulement des parties. Ces données nous seront très-utiles pour la simplification de l'instrument et le manuel opératoire.

Jusqu'à présent, les chirurgiens qui ont pratiqué la perforation de l'os unguis, n'ont tenu aucun compte de l'apophyse unciforme, cet autre os unguis qui double en quelque sorte le premier, ni de la tendance qu'ont les cellules de l'ethmoïde à se développer en avant. Il est résulté de là, que la perforation a porté souvent sur une cloison plus épaisse qu'on ne le supposait, et partant plus facile à se refermer.

Si, pour éviter les cellules ethmoïdales, quelques-uns dirigent l'instrument plus en bas, ils donnent au nouveau canal une direction oblique peu propre à maintenir ses ouvertures béantes.

Ces observations acquerront une force encore plus grande des considérations physiologiques qui suivent.

En effet, dans l'opération dont il s'agit, on s'est surtout préoccupé d'une chose, la perforation ou la destruction de l'os unguis , sans trop s'inquiéter des membranes qui le revêtent , et contre lesquelles on s'est contenté d'agir le plus souvent par le refoulement et la dilatation. On s'est acharné, si je puis parler ainsi, contre la substance osseuse, tandis que c'est le périoste qu'il fallait avant tout s'appliquer à détruire. Les travaux de M. Flourens ont en effet bien démontré cette vérité physiologique que c'est le périoste qui produit l'os et le régénère après sa destruction. La chirurgie pratique et conservatrice marche aujourd'hui dans la voie que lui a tracée l'éminent physiologiste, pour une foule de cas qu'il n'est pas de notre sujet de rapporter. Dans l'espèce actuelle, il n'est pas difficile de comprendre qu'en vain on aura brisé l'os unguis et enlevé les esquilles, si le périoste n'est que refoulé sans être détruit, la substance osseuse se régénèrera plus ou moins complètement. On le comprendra d'autant mieux, que le périoste à détruire ici présente une double couche qui peut être quadruple , lorsque l'apophyse unciforme se prolonge avec les cellules ethmoïdales jusqu'à l'apophyse montante du sus-maxillaire, ainsi que nous l'avons démontré.

Ces réflexions qui expliquent, je crois, les insuccès de la méthode , nous guideront d'une manière sûre et dans le choix du siége précis de la perforation, et dans le choix et la disposition de l'instrument. Il est évident que ce siége est au tiers inférieur de la gouttière lacrymale, en y comprenant avec l'os unguis la lèvre interne de la branche montante du maxillaire , ainsi que quelques chirurgiens et notamment M. Desgranges le conseillent et le pratiquent. Nous adoptons ce point, parce qu'il est le plus mince de la cloison , qu'il s'éloigne le plus des cellules ethmoïdales et de l'apophyse unciforme ; qu'il est moins enfoncé dans le méat , et surtout qu'on peut y atteindre les périostes plus facilement.

Le choix de l'instrument ne saurait non plus être douteux : un emporte-pièce seul peut permettre d'enlever complètement les parties molles, et surtout les périostes avec la lamelle osseuse. Toute la question est de trouver la forme qui rende l'emporte-pièce de Hunter applicable et efficace. Cette forme, nous croyons l'avoir trouvée dans le nouvel instrument que nous avons eu l'honneur de présenter à l'Institut et à la Société de médecine de Lyon au mois de décembre 1859.

C'est un davier armé d'un emporte-pièce et modifié de manière à s'adapter convenablement aux parties à perforer. Il se compose de deux branches croisées par une articulation, après laquelle elles sont droites, longues de 35 à 40 millimètres, épaisses de 5 à 6, et écartées l'une de l'autre de 14, lorsque l'instrument est fermé. L'une des branches, destinée à servir de point d'appui dans les fosses nasales, porte à sa base une sorte de crochet recouvrant l'articulation et propre à refouler le bord de la narine et à le préserver du pincement. A son extrémité, légèrement aplatie et amincie, se trouve une plaque de maillechort sur laquelle doit agir le tranchant de la canule. L'autre branche est armée d'une canule emporte-pièce d'environ 14 millimètres de long, sur 4 de diamètre, vissée à angle droit sur son extrémité, et coupant par pression et par un mouvement circulaire qu'on lui communique à l'aide d'une petite clé.

Il serait superflu d'insister longuement sur le manuel opératoire. Le sac préalablement ouvert par le procédé de J. L. Petit ou celui de Pouteau, on introduit la branche de support dans la fosse nasale en la dirigeant de bas en haut et d'avant en arrière à travers la cavité de la narine sur la paroi que nous avons nommée vestibule du méat moyen. Le crochet dont nous avons parlé, refoulant la narine et diminuant la distance permet à l'extrémité de la branche d'atteindre plus facilement le cornet moyen, qui devient ainsi un excellent point de repère pour arriver dans la partie verticale ou antérieure du méat moyen où doit se faire la perforation. Il suffit, en effet, d'incliner l'instrument en dedans vers la cloison des fosses nasales pour que son extrémité glisse sur le bord antérieur du cornet, en dehors de celui-ci, dans le méat. Alors, la canule de l'autre branche est dirigée à travers l'ouverture du sac, jusqu'au fond de la gouttière et disposée aussi bas et en avant que possible.

On est sûr que l'instrument est bien placé, quand, en le tirant en bas et en avant, on reconnaît que la canule accrochée par le bord de la gouttière résiste à ce mouvement.

Cela fait, on serre fortement avec la main les branches du davier ; un craquement se fait entendre et annonce la section des parties osseuses ; un ou deux tours imprimés à la canule, à l'aide de la clé, achèvent la section des parties molles. L'instrument retiré, la canule contient une rondelle très-nettement coupée dans laquelle on reconnaît les couches superposées des muqueuses, des périostes, de l'os, et jusqu'à la suture qui unit la parcelle de l'unguis à la parcelle correspondante du maxillaire. On comprend qu'il serait possible, si on le jugeait convenable, d'enlever une deuxième, et même une troisième rondelle, aussi facilement que la première. L'instrument fonctionne sur le cadavre de la manière la plus satisfaisante et permet d'espérer sur le malade les meilleurs résultats. Du reste, il n'y a à placer aucune canule à demeure, aucun pansement à faire après l'opération.

BIBLIOTHÈQUE IMPÉRIALE

(Voir l'instrument page suivante).

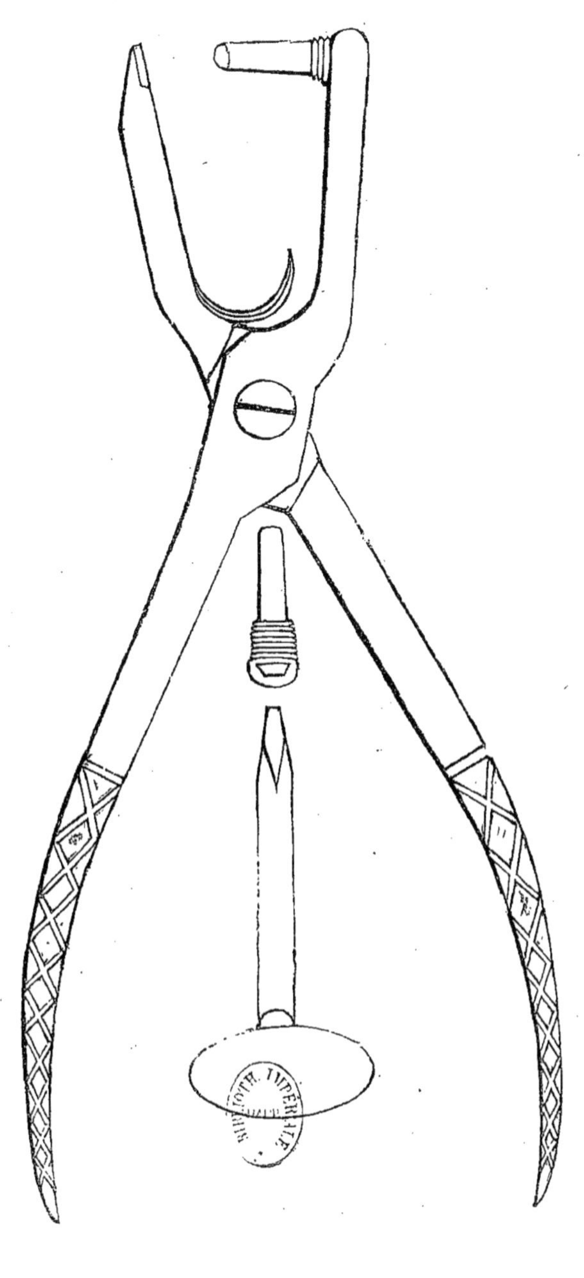
BIBLIOTH. IMPÉRIALE

www.ingramcontent.com/pod-product-compliance
Ingram Content Group UK Ltd.
Pitfield, Milton Keynes, MK11 3LW, UK
UKHW020014130726
13694UKWH00005B/2282